BEI GRIN MACHT SICH IHR WISSEN BEZAHLT

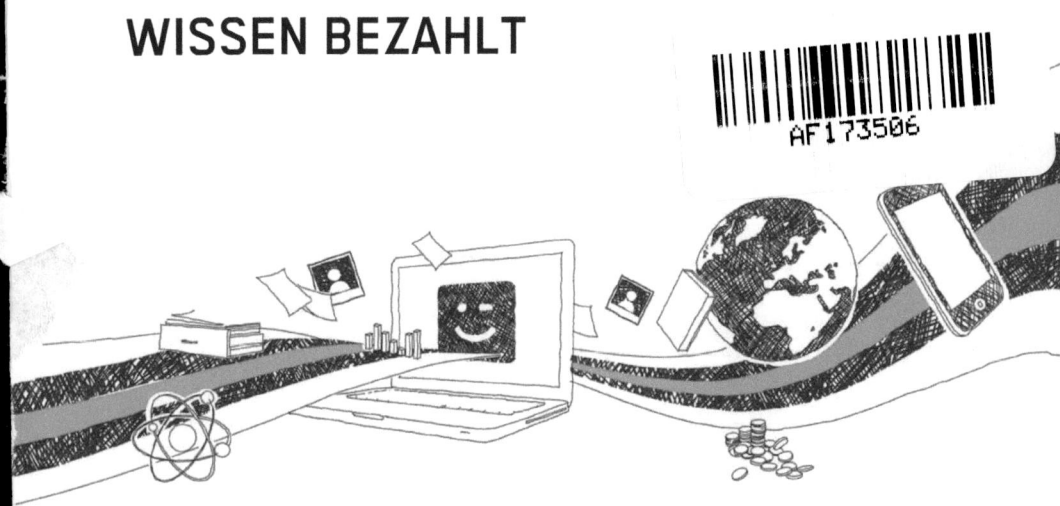

Reza Fathollah Nejad Asl

Health Technology Assessment in den USA

Einfluss auf Entscheidungen im Gesundheitswesen

GRIN Verlag

Bibliografische Information der Deutschen Nationalbibliothek:

Die Deutsche Bibliothek verzeichnet diese Publikation in der Deutschen National-
bibliografie; detaillierte bibliografische Daten sind im Internet über http://dnb.d-
nb.de/ abrufbar.

Dieses Werk sowie alle darin enthaltenen einzelnen Beiträge und Abbildungen
sind urheberrechtlich geschützt. Jede Verwertung, die nicht ausdrücklich vom
Urheberrechtsschutz zugelassen ist, bedarf der vorherigen Zustimmung des Verlages. Das gilt insbesondere für Vervielfältigungen, Bearbeitungen, Übersetzungen,
Mikroverfilmungen, Auswertungen durch Datenbanken und für die Einspeicherung
und Verarbeitung in elektronische Systeme. Alle Rechte, auch die des auszugsweisen
Nachdrucks, der fotomechanischen Wiedergabe (einschließlich Mikrokopie) sowie
der Auswertung durch Datenbanken oder ähnliche Einrichtungen, vorbehalten.

Impressum:

Copyright © 2008 GRIN Verlag GmbH
Druck und Bindung: Books on Demand GmbH, Norderstedt Germany
ISBN: 978-3-640-19536-7

Dieses Buch bei GRIN:

http://www.grin.com/de/e-book/117134/health-technology-assessment-in-den-usa

GRIN - Your knowledge has value

Der GRIN Verlag publiziert seit 1998 wissenschaftliche Arbeiten von Studenten, Hochschullehrern und anderen Akademikern als eBook und gedrucktes Buch. Die Verlagswebsite www.grin.com ist die ideale Plattform zur Veröffentlichung von Hausarbeiten, Abschlussarbeiten, wissenschaftlichen Aufsätzen, Dissertationen und Fachbüchern.

Besuchen Sie uns im Internet:

http://www.grin.com/

http://www.facebook.com/grincom

http://www.twitter.com/grin_com

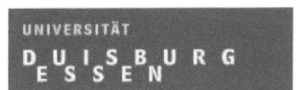
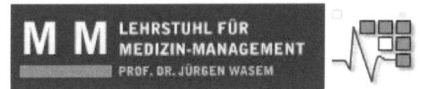

UNIVERSITÄT DUISBURG-ESSEN

ALFRIED KRUPP VON BOHLEN UND HALBACH

STIFTUNGSLEHRSTUHL FÜR MEDIZIN-MANAGEMENT

Sommersemester 2008

Seminararbeit im Rahmen der Veranstaltung:
MASTER-SEMINAR: MEDIZIN-MANAGEMENT

Thema der Arbeit:

Health Technology Assessment in den USA

–

Einfluss auf Entscheidungen im Gesundheitssystem

erstellt von:

Reza Fathollah Nejad Asl, B.Sc.
4. Fachsemester Medizin-Management (Master of Arts)

INHALTSVERZEICHNIS

Tabellen- und Abbildungsverzeichnis

ABKÜRZUNGSVERZEICHNIS

AHA	American Hospital Association
AHCPR	Agency for Healthcare Policy and Research
AHIP	America's Health Insurance Plans
AHRQ	Agency for Healthcare Research and Quality
AMA	American Medical Association
BCBSA	Blue Cross and Blue Shield Association
CMS	Centers for Medicare and Medicaid Services
CPAC	Clinical Practice Advancement Center
DATTA	Diagnostic and Therapeutic Technology Assessment
DoD	Department of Defense
EPC	Evidence-based Practice Center
FDA	U.S. Food and Drug Administration
FDCA	Food, Drug, and Cosmetic Act
GAO	U.S. Government Accountability Office
HHS	Department of Health and Human Services
HMO	Health Maintenance Organization
HTA	Health Technology Assessment
HTAi	Health Technology Assessment International
HPA&E	Health Program Analysis & Evaluation Division
INAHTA	International Network for Health Technology Assessment
JAMA	Journal of the American Medical Association
MCO	Managed Care Organization
MedPAC	Medicare Payment Advisory Commission
MTPPI	Medical Technology Practice Patterns Institute
NIH	National Institutes of Health
OMAR	Office of Medical Applications of Research
OTA	Office of Technology Assessment
PhRMA	Pharmaceutical Research and Manufacturers Association
TA	Technology Assessment
TEC	Technology Assessment Evaluation Center
VA	Department of Veteran Affairs
VATAP	VA Technology Assessment Program

0.   Einführung in die Hausarbeit

Die vorliegende Arbeit befasst sich mit dem Einfluss des Health Technology Assessments (HTA) auf die Entscheidungen im Gesundheitswesen der USA. Gegenstand der Arbeit bildet dabei die Darstellung der in den USA derzeit existierenden zahlreichen staatlichen und nicht-staatlichen HTA-Einrichtungen.

Die Arbeit ist in drei Abschnitte untergliedert. Um die Fragestellung in den thematischen Kontext einzuordnen, befasst sich der erste Abschnitt allgemein mit den Health Technology Assessment als Konzept. Hierzu werden zunächst die Ursprünge des HTA beschrieben, anschließend erfolgt die Definition, um abschließend die einzelnen Prozessphasen des HTA zu darzulegen. Anhand der Definition werden die wesentlichen Charakteristika eines HTA aufgezeigt. Im zweiten Abschnitt werden vor dem Hintergrund der Einordnung der Programme in ein ausgewähltes Kriteriengerüst die diversen staatlichen und nicht-staatlichen, privaten HTA-Einrichtungen und –Programme dargestellt. Zum Ende des zweiten Abschnittes wird festgestellt, dass die US-amerikanische HTA-Infrastruktur im Vergleich zu Gesundheitssystemen anderer Industriestaaten einen hohen Grad an Dezentralisierung und Fragmentierung vorweist. Die Arbeit schließt im dritten Abschnitt mit einer Zusammenfassung und einem Fazit.

1.   Health Technology Assessment (HTA)

1.1.   Die Ursprünge des HTA

Die Ursprünge des Health Technology Assessments (HTA) liegen in der parlamentarischen Technikfolgenabschätzung[1] Anfang der 1970er Jahre in den USA.[2] Als Einrichtung der parlamentarischen Politikberatung richtete der US-Kongress hierzu im Jahre 1972 das Office of Technology Assessment (OTA) ein. Gegenstand dieser Einrichtung war es, dem Parlament und seinen Ausschüssen objektive und zuverlässige Analaysen bezüglich komplexer wissenschaftlicher und technischer Belange vorzulegen.[3] Mit Hilfe dieser ersten Technology Assessments (TA) sollten Fragen der Allokation von Forschungsgeldern, der Kontrolle der Einführung von Technologien[4] sowie sozialer Implikationen neuer Technologien beantwortet werden.[5] Dabei wurden Prozesse u.a. aus dem Bereich der Chemie, Industrie und Landwirtschaft sowie Dienstleistungen des Transportwesens, des Ressourcenmanagements aber zunehmend auch des Gesundheitswesens anhand von Technology Assessements bewertet.[6]

Der Begriff „technology assessment" wurde erstmals bereits 1965 vom Unterausschuss für Wissenschaft, Forschung und Entwicklung (Subcommittee on Science, Research and Development) im Repräsentantenhaus des 90. US-Kongressess verwendet.[7] Nach diversen Anhörungen und Diskussionen definierte der Unterausschuss den Begriff als *„a comprehensive form of policy research that examines short- and longterm social consequences (e.g. societal, economic, ethical and legal consequences) of the application of technology"*[8].

Immer neuere medizinische Technologien brachten die Notwendigkeit mit sich, diese Überlegungen und Analysen auf den Gesundheitssektor auszuweiten. So begann das OTA mit Technology Assessments im Bereich des Gesundheitswesens; zuerst mit kleineren Fallstudien, später aber arbeitete es auch längere Assessments aus – wie beispielsweise eines zur Computertomografie (CT).[9]

Seit Mitte der 1960er Jahre steigen die Gesundheitsausgaben in den USA drastisch an, sowohl absolut, als auch relativ zum Bruttoinlandsprodukt.[10,11] Neben dem Anstieg und der

---

[1] Im Deutschen werden die Begriffe Technikfolgenabschätzung (außerhalb der Medizin) und Technologiebewertung (in der Medizin) häufig synonym verwendet (vgl. Perleth, M., 2007, S. 12).
[2] Vgl. Perleth, M. (2007): S. 10.
[3] Vgl. Goodman, C. S. (2004): 10f.
[4] Der Begriff ‚Technologie' kann sich hierbei u.a. auf Technik, Geräte, Werkzeuge, Computerprogramme, Systeme oder Verfahren beziehen (vgl. Perleth, M., 2007, S. 12) (zur eingehenden Begriffserklärung siehe Abschnitt 1.2.1.)
[5] Vgl. Perleth, M. (2007): S. 6.
[6] Vgl. Goodman, C. S. (2004): S. 10.
[7] Vgl. Rüther, A. (2006): S. 225.
[8] Office of Technology Assessment (1976): S. 45.
[9] Vgl. Banta, D. (2003): S. 123.
[10] Vgl. Perry, S. / Thamer, M. (1997): S. 178.

zunehmenden Alterung der Bevölkerung, ist auch der medizinische Fortschritt im Bereich der Wissenschaft und der technologischen Innovationen maßgeblich als Kostentreiber zu sehen.[12] Die Diffusion und Anwendung von medizinischen Technologien wird angetrieben von den Medien, der Medizingeräte- und Arzneimittelindustrie, aber auch der Ärzteschaft, die dem sogenannten *„technological imperative"* nachkommen möchte; damit folgt sie dem Willen der Bevölkerung alles medizinisch Mögliche für den Patienten zu tun.[13] Innerhalb dieser Rahmenbedingungen gewinnt das Health Technology Assessment zunehmend an Bedeutung.

1.2. Die Definition von HTA

Die Gliederung dieses Abschnittes orientiert sich an der folgenden Definition von Health Technology Assessment der Priority Setting Subgroup des EUR-ASSESS Projektes – ein Projekt mehrerer internationaler HTA-Einrichtungen mit dem Ziel der Methodenstandardisierung von HTA:

> *„Health Technology Assessment (HTA) ist eine Form der Politikfeldanalyse, die <u>systematisch</u> kurz- und langfristige Konsequenzen der Anwendung einer <u>medizinischen Technologie</u>, einer Gruppe verwandter Technologien oder eines technologiebezogenen Sachverhalts untersucht. Das Ziel von HTA ist die <u>Unterstützung von Entscheidungen in Politik und Praxis</u>. Grundlegend für HTA ist die Ausrichtung auf die Entscheidungsfindung sowie der <u>multidisziplinäre und umfassende Ansatz</u>."[14]* [Hervorh. d. Verf.]

1.2.1. Zum Begriff der medizinischen Technologie

Im Kontext von HTA ist der Begriff der medizinischen Technologien sehr breit definiert. So umfasst er pharmakologische Wirkstoffe, Medizinprodukte, die von Ärzten bei medizinischen oder chirurgischen Prozeduren genutzt werden, Medizinprodukte, die von Patienten direkt genutzt werden (Hilfsmittel), ambulante und stationär durchgeführte ärztliche und nicht-ärztliche Prozeduren, Großgeräte, sowie medizinische Verfahren und Methoden .[15] Aber auch Methoden und Maßnahmen, die für den Betrieb und die Steuerung eines Gesundheitssystems als erforderlich angesehen werden – also auch Organisations- und Supportsysteme (z.B. Gesundheitstelematik), können als medizinische Technologien betrachtet werden.[16] Dies Auslegungen gehen zurück auf die Definition des OTA, die den Begriff *medical technology* wie folgt definierte: *„drugs, devices, medical and surgical procedures used in patient care, and the organizational and supportive systems within which such care is provided"[17]*.[18]

---

[11] Im Jahre 1969 betrugen die Gesundheitsausgaben etwa 65 Milliarden US-Dollar, 1972 lagen sie bei 94 Milliarden während sie 1975 bereits bei 133 Milliarden US-Dollar lagen (8,3% des BIP) (vgl. Perry, S., 1988, S. 319). 2006 beliefen sich die Gesundheitsausgaben auf 1,9 Billionen US-Dollar (15,3% des BIP) (vgl. WHO).
[12] Vgl. Perry, S. (1988): S. 317f.
[13] Vgl. Perry, S. / Thamer, M. (1997): S. 178.
[14] Henshall, C. / Oortwijn, W. J. / Stevens, A. et al. (1997).
[15] Vgl. Medvedeva, S. (2007): S. 58 und vgl. Greiner, W. (2007): S. 449.
[16] Vgl. Rüther, A. (2006): S. 225 und vgl. Perleth, M. (2003): S. 745.
[17] Cohen, Alan B. / Hanft, Ruth S. (2004): S. 7.
[18] Zur einer umfassenden Darstellung der Definition und Klassifizierung des Begriffes der medizinischen Technologie („medical technology') sei der interessierte Leser auf Cohen, Alan B. / Hanft, Ruth, S. (2004), S. 6-11 verwiesen.

1.2.2. HTA als Instrument zur Entscheidungsunterstützung

Das wesentliche Ziel des HTA ist die evidenzbasierte (vgl. Abschnitt 1.3.) Unterstützung von gesundheitspolitischen Entscheidungen über die Einführung neuer – d.h. innovativer – Technologien bzw. die Neubewertung bereits im Gesundheitswesen eingeführter Verfahren.[19] Dabei unterstützten HTAs Entscheidungsträger auf unterschiedlichen Ebenen des Gesundheitswesens und somit in unterschiedlichen Kontexten. Tabelle 1 gibt einen Überblick über die Entscheidungsunterstützung durch HTA im Gesundheitswesen, differenziert nach Entscheidungsträgern und den Entscheidungsinhalten, wieder.

Tabelle 1:Entscheidungsunterstützung durch HTA im Gesundheitswesen, differenziert nach Entscheidungsträgern und Entscheidungsinhalten

Entscheidungsträger	Entscheidungsinhalt
Aufsichtsbehörden	Zulassung von Medikamenten, Geräten und anderen Technologien
Kostenträger, Krankenversicherungen, Arbeitgeber[a]	Aufnahme von Technologien in den Leistungskatalog bzw. in strukturierte Behandlungsprogramme (DMPs); Kostenübernahmeentscheidungen (*coverage decision-making*)
Kliniker und Patienten	Angemessenheit des Einsatzes medizinischer Technologien bei der individuellen Patientenbehandlung
Medizinische Fachgesellschaften	Einsatz medizinischer Technologien im Rahmen klinischer Behandlungspfade und Leitlinien
Krankenhäuser, Gesundheitsnetze und andere Organisationen des Gesundheitswesens	Anschaffung und Management der Technologie
Öffentliche Gesundheitseinrichtungen	Einsatz medizinischer Technologien in öffentlichen Gesundheitsprogrammen (z.B. Impfungen, Screening, Umweltschutzprogramme)
Gesetzgeber und andere politische Entscheidungsträger	Politische Entscheidungen bezüglich der Forschung und Entwicklung, Regulierung, Finanzierung und Förderung technologischer Innovationen
Medizinprodukteunternehmen	Produktentwicklung und –marketing
Standardisierungsgremien	Fragen zur Standardisierung medizinischer Technologien und Gesundheitsversorgungssystemen (Herstellung, Gebrauch, Versorgungsqualität)
Investoren und Unternehmen	Höhe des Beteiligungskapital, Übernahme oder Veräußerung

a: Der Arbeitgeber fungiert hier als Versicherer; diese Arte von Versicherung ist im US-amerikanischen Gesundheitswesen bekannt als ‚*employer-provided health insurance*' (vgl. Abschnitt 2).
Quelle: Eigene Darstellung in Anlehnung an GOODMAN, C. S. (2004): S. 15.

Die aus der obigen Tabelle ersichtliche große Bandbreite der Entscheidungen gründet auf dem ebenso breiten Technologiebegriff.[20] Während Entscheidungen zur Kostenübernahme *(coverage decision-making)* im Rahmen von Versicherungssystemen auf Basis von HTA-Berichten getroffen werden können, unterstützen HTAs gleichzeitig Gesetzgeber bzw. politische Entscheidungsträger im Rahmen von Regulierungsbeschlüssen und bei Fragen der

---

[19] Vgl. Medvedeva, S. (2007): S. 58 und vgl. Perleth, M. (2007): S. 3f.
[20] Vgl. Rüther, A. (2006): S. 225f.

Forschungsfinanzierung und –förderung. Letztgenanntes geht auf die historische Genese des HTA als Instrument der parlamentarischen Politikberatung zurück (vgl. Abschnitt 1.1.).

1.2.3. Der multidisziplinäre und umfassende Ansatz von HTA

Das Health Technology Assessment ist ein multidisziplinäres Feld der Politikanalyse und ist nicht zuletzt deshalb keine eigenständige Disziplin.[21] Vielmehr werden die unterschiedlichen Facetten einer Technologie mit Hilfe einer breiten Expertise aus verschiedenen Wissenschaftsbereichen untersucht. Somit bezieht das HTA bei der Bewertung die medizinische, ökonomische, soziale, ethische aber auch juristische Perspektive mit hinein.[22] Diesem umfassenden Ansatz wird zunehmend auch der Einbezug von Patienten sowie der Öffentlichkeit gerecht.[23]

1.3. Der HTA-Prozess

Die systematische Eigenschaft des HTA wird nun anhand der HTA-Prozessphasen deutlich gemacht. Die einzelnen prozessualen Phasen sind als Kreislauf in der folgenden Darstellung abgebildet.

Darstellung 1: Der Zyklus des HTA-Prozesses

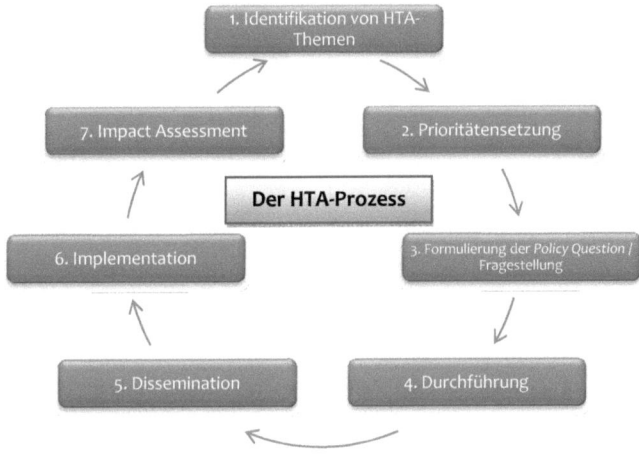

Quelle: Eigene Darstellung.

In der ersten Phase des Prozesses werden die potentiell   zu evaluierenden Technologien **identifiziert und ausgewählt**. Es geht also um die Frage: *Welche Technologien bedürfen einer eingehenden Bewertung?* Hierfür können beispielsweise Ergebnisse aus systematischen

---

[21] Vgl. Goodman, C. S. (2004): S. 12 und vgl. Perleth, M. (2007): S. 14.
[22] Vgl. Medvedeva, S. (2007): S. 58.
[23] Vgl. Perleth, M. (2007): S. 14.

Identifikationssystemen neuer Technologien genutzt werden. Solche so genannte Frühwarnsysteme *(horizon scanning)* leiten aus einer Reihe von Datenquellen, wie z.B. medizinischer Fachpublikationen, Publikationen der Industrie oder aber auch aktuellen Studienergebnissen die Relevanz möglicher HTA-Themen ab.[24] Andererseits kann auch die gesundheitspolitische Aktualität wie eine Erstattungsentscheidung innerhalb des Gesundheitssystems oder Versicherungsprogrammes ein wichtiges Auswahlkriterium darstellen. Eine eingehende Bewertung können aber auch – im Sinne des multidisziplinären und umfassenden Ansatzes von HTA (vgl. Abschnitt 1.2.) – andere medizinische, ökonomische oder juristische Gründe veranlassen.[25]

In einem zweiten Schritt erfolgt dann die **Prioritätensetzung** der vorab ausgewählten HTA-Themen. Hier werden nach qualitativer oder quantitativer Art die Bedeutungen der einzelnen Technologien nach expliziten Kriterien gewichtet.[26] Hintergrund dieses Prozessschrittes ist die Tatsache, dass die zur Verfügung stehenden knappen finanziellen als auch personellen Ressourcen zur Erstellung eines HTA-Berichtes in Betracht gezogen werden müssen.[27]

Ist die Entscheidung für eine bestimmte Technologie gefallen, so folgt in der vierten Phase die Formulierung einer präzisen Fragestellung *(policy question)*, die sich am konkreten Entscheidungsbedarf orientiert.[28] Die **Formulierung der Fragestellung** ist maßgeblich für alle weiteren HTA-Prozessphasen. Es muss ein explizites Verständnis über die Verwendung sowie die Zielgruppe des HTA vorhanden sein und in eine Fragestellung integriert werden. Die Vielfalt der Entscheidungssituationen innerhalb unterschiedlicher institutioneller Rahmenbedingungen enthält folglich ein breites Spektrum an möglichen Forschungsfragen (vgl. Abschnitt 1.2.).[29]

Ist die Fragestellung für ein bestimmtes HTA-Thema bzw. für eine bestimmte Technologie formuliert, so erfolgt die Phase der **Durchführung** des HTA. Ausgangspunkt ist hierbei die Ermittlung der verfügbaren wissenschaftlichen Evidenz mittels systematischer Literaturrecherche im Hinblick auf die Beantwortung der Fragestellung.[30] Zum Auffinden wissenschaftlicher Publikationen sind bibliografische Datenbanken hilfreich. Zu nennen sind biomedizinische Datenbanken wie MEDLINE oder EMBASE[31], Datenbanken mit

---

[24] Vgl. Perleth, M. / Gibis, B. (2007): S. 93f.
[25] Vgl. Greiner, W. (2007): S. 451.
[26] Vgl. Perleth, M. (2003): S. 747f.
[27] Vgl. Greiner, W. (2007): S. 452.
[28] Vgl. ebd.: S. 452 und vgl. Perleth, M. (2003): S. 748.
[29] Vgl. Goodman, C. (2004): S. 82f.
[30] Vgl. Greiner, W. (2007): S. 454.
[31] MEDLINE (Medical Literature Analysis and Retrieval System Online) ist eine öffentlich zugängliche (über http://www.pubmed.org) bibliografische Datenbank der US-amerikanischen National Library of Medicine (NLM) mit mehr als 13 Millionen Publikationen. EMBASE (oder Excerpta Medica Database) ist eine biomedizinische und pharmakologische Datenbank des wissenschaftlichen Verlages ELSEVIER (zugänglich über http://www.embase.com) mit über 11 Millionen Einträgen.

systematischen Reviews[32] der Cochrane Collaboration[33], aber je nach Fragestellung auch andere fachspezifische Datenbanken[34]. Die Sammlung der benötigten Evidenz stellt bei der HTA-Erstellung die größte Herausforderung dar. Während für innovative und neue Technologien Informationen nur spärlich vorhanden oder diese schwierig auffindbar sind, existieren für viele andere HTA-Themen Informationen und Daten unterschiedlichster Qualität im Übermaß.[35] Letztlich deshalb muss die gefundene Evidenz hinsichtlich ihrer Brauchbarkeit und Güte ausgewählt und bewertet werden. Mit der abschließenden Beantwortung der Forschungsfragen – falls möglich – und mit den daraus resultierenden Ergebnissen sowie Schlussfolgerungen wird die Durchführungsphase beendet.[36]

Anschließend werden diese Ergebnisse und Empfehlungen synthetisiert und zusammengefasst und in der Phase der **Dissemination** (Verbreitung) den relevanten Entscheidungsträgern und Auftraggebern aber auch anderen interessierten Gruppen der breiten Öffentlichkeit zur Verfügung gestellt, um in der Praxis umgesetzt werden zu können (Phase der **Implementation**).[37]

Schließlich wird in einer letzten Phase – der Phase des **Impact Assessments** – die Wirkung und somit die Effektivität des HTAs dahingehend bewertet, inwieweit die Empfehlungen in die Praxis umgesetzt worden sind und sie ausschlaggebend für Veränderungen bzw. Verbesserungen im Gesundheitswesen waren.[38] Veränderungen, die ein HTA-Bericht bewirken kann sind in der folgenden Tabelle beispielhaft aufgelistet.

Tabelle 2: Möglicher Impact von HTA-Berichten

Einfluss auf Erstattungsfähigkeit von Leistungen
Einfluss auf Investitionsentscheidung eines Unternehmens
Änderungen bezüglich der Forschungs- und Entwicklungsausgaben
Veränderung im Hinblick auf Regulierungsentscheidungen
Änderung der Nutzungsrate einer Technologie
Verhaltensänderung seitens der Kliniker und Patienten
Änderung in der Leistungsorganisation bzw. –erbringung
Reallokation nationaler und regionaler Gesundheitsressourcen

Quelle: eigene Darstellung modifiziert nach GOODMAN, C. (2004): S. 96.

---

[32] Systematische Reviews sind eigenständige wissenschaftliche Arbeiten, in denen unter Verwendung einer expliziten Methodik die Aufarbeitung aller verfügbaren, qualitativ verfügbaren Literatur zu einer spezifischen Forschungsfragestellung vorgenommen wurde. Kommt beim Zusammenfassen der Ergebnisse mehrerer Einzelstudien ein statistisches Verfahren zum Einsatz, wird von „Meta-Analyse" gesprochen (vgl. Perleth, M., 2007, S. 102f.)

[33] Die Cochrane Collaboration ist ein weltweites Netz von Wissenschaftlern und Ärzten mit dem Ziel, systematische Übersichtsarbeiten (Reviews) zur Bewertung von medizinischen Therapien zu erstellen, aktuell zu halten und zu verbreiten. Zugänglich über http://www.cochrane.org.

[34] Im Bereich der Gesundheitsökonomie stehen z.b. zwei Datenbanken des NHS Centre for Reviews and Dissemination der University of York zur Verfügung (die Health Technology Assessment Database – NHS-HTA und die NHS Economic Evaluation Database – NHS-EED) (vgl. Greiner, W., 2007, S. 456).

[35] Vgl. Goodman, C. (2004): S. 88.

[36] Vgl. Greiner, W. (2007): S. 454.

[37] Vgl. Perleth, M. (2003): S. 748.

[38] Vgl. Perleth, M. / Schwartz, F. W. (2001): S. 860.

Wie aus der obigen Tabelle ersichtlich, kann sich der Einfluss von Health Technology Assessments in unterschiedlicher Art und Weise manifestieren. Sie können sowohl einen Impact auf Erstattungsentscheidungen bei Kostenträgern haben als auch die medizinische Versorgung und damit den Gesundheitszustand der Bevölkerung beeinflussen. Abhängig von der Wirkungsebene – Herstellerunternehmen, Leistungserbringer, Patienten usw. – können unterschiedliche Veränderungen herbeigeführt werden.[39]

Warum ist die Messung des Einflusses von HTA-Berichten wichtig? Zum einen kann die Erfassung der Effekte die Legitimation von HTAs – durch die Anwendung der Empfehlungen – unterstützen und zum anderen können wichtige Erkenntnisse für künftige Berichte gewonnen werden, um ihre Wirkung zukünftig zielgerichtet zu steuern bzw. zu optimieren[40].

Wie kann man die Effekte von HTA-Berichten messen? Für die Messung des Einflusses von HTA-Berichten werden sowohl quantitative als auch qualitative Methoden der empirischen Sozialforschung angewandt.[41] Mittels quantitativer Methoden wie Vorher-Nachher-Analysen wird versucht mengenmäßige Änderungen beispielsweise von Arzneimittelverordnungen zu messen. Indessen kommen bei qualitativen Methoden Dokumentenanalysen *(document tracking)* zum Einsatz, d.h. aus der Anzahl der Zitierungen und Downloads von HTA-Berichten sowie aus direkten Befragungen von Entscheidungsträgern wird auf den Impact geschlossen.[42] Es sollte jedoch nicht unerwähnt bleiben, dass sich zum einen aufgrund von methodischen Grenzen der statistischen Analysen und zum anderen wegen der strukturellen Komplexität des Gesundheitswesens keine klaren Aussagen über den Ursache-Wirkungs-Zusammenhang treffen lassen.[43]

Nach der einführenden Vorstellung des HTA-Konzeptes, befasst sich der nachfolgende Abschnitt mit jenen Organisationen und Programmen, die in den USA Health Technology Assessments durchführen.

2. Health Technology Assessment in den USA

Heute sind zahlreiche staatliche und nicht-staatliche, private Organisationen in den USA im Bereich des Health Technology Assessments aktiv. Sie lassen sich wie folgt untergliedern: staatliche Einrichtungen der Legislative (Abschnitt 2.1.1.), staatliche Einrichtungen der Exekutive (Abschnitt 2.1.2.), private Versicherer und Managed Care Organisationen (MCOs) (Abschnitt 2.2.1.), medizinische Fachgesellschaften und krankheitsspezifische Interessensgruppen (Abschnitt 2.2.2.), Leistungserbringer und ihre Verbände (Abschnitt

---

[39] Vgl. Goodman, C. (2004): S. 96f.
[40] Vgl. Gibis, B. (2007): S. 58.
[41] Vgl. ebd.: S. 60.
[42] Vgl. Greiner, W. (2007): S. 455 und vgl. Gibis, B. (2007): S. 60.
[43] Vgl. Goodman, C. (2004): S. 96 ff. und vgl. Greiner, W. (2007): S. 455.

2.2.3.), Herstellerunternehmen und Industrieverbände (Abschnitt 2.2.4.) und Universitäten und private Forschungsgruppen (Abschnitt 2.2.5.).

Vorab darf nicht unerwähnt bleiben, dass nicht jede HTA-Organisation in den USA die gesamten HTA-Prozessphasen (vgl. Abschnitt 1.3.) durchführt. Um folglich die HTA-Aktivitäten der im folgenden darzustellenden Institutionen einzuordnen, wird in Anlehnung an Cohen und Hanft das Kriteriengerüst von Foote[44] angewandt, der HTA-Aktivitäten nach *knowledge developement, knowledge processing* und *regulation* unterscheidet. Dabei schließt das *knowledge developement* all jene Aktivitäten ein, die sich mit Evaluationen – von randomisierten klinischen Studien bis hin zu Fallstudien – in Fragen der Sicherheit, Effektivität, Kosten sowie sozialen, juristischen, und ethischen Implikationen von Technologien beschäftigen. Im Rahmen des in Abschnitt 1.3. vorgestellten HTA-Prozesses, stünde das *knowledge developement* gleich den Schritten 1 bis 4. HTA-Einrichtungen, die im Bereich des *knowledge processing* aktiv sind, beschäftigen sich vorwiegend mit der Sammlung, Validierung, Interpretation und Dissemination von Erkenntnissen aus dem HTA-Prozess (HTA-Prozessphase 4). Schließlich beinhalten HTA-Aktivitäten im Bereich der *regulation* die Implementation (HTA-Prozessphase 5) und somit die direkte Einflussnahmen auf die Entscheidungsträger.[45]

2.1. Staatliche Einrichtungen

Die staatlichen HTA-Einrichtungen bzw. -Organisationen in den USA können danach unterschieden werden, ob sie der Legislative – also im Auftrag eines Parlaments tätig sind – oder der Exekutive – beispielsweise der Regierung bzw. einem Ministerium – unterstehen.[46]

Darstellung 2: Übersicht über die staatlichen HTA-Einrichtungen in den USA

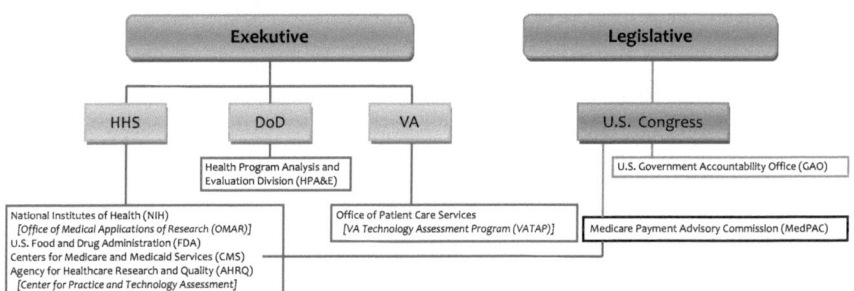

HHS: U.S. Department of Health and Human Services, DoD: U.S. Department of Defense, VA: U.S. Department of Veteran Affairs.
Quelle: Eigene Darstellung.

---

[44] Der interessierte Leser sei auf die Publikation Foote, S. B. (1987): Assessing Medical Technology Assessment: Past, Present and Future; in: Milbank Quarterly 65, S. 59-80 verwiesen.
[45] Vgl. Cohen, A. B. / Hanft, R. S. (2004): S. 220ff.
[46] Vgl. ebd.: S. 222.

2.1.1. Staatliche Einrichtungen der Legislative

Als Einrichtung der parlamentarischen Politikberatung erstellte das Office of Technology Assessment lange Zeit HTA-Berichte im Auftrag des U.S.-Kongresses (vgl. Abschnitt 1.1.), bevor es 1995 auf Druck der Ärzteschaft und der Arzneimittel- und Medizinprodukthersteller aufgelöst wurde.[47]

Gegenwärtig ist das U.S. Government Accountability Office (GAO) im Bereich des HTA aktiv.[48] Das GAO ist eine unabhängige staatliche Rechnungsbehörde, die auf Antrag der Kongressausschüsse und –unterausschüsse u.a. Bericht über die effiziente und effektive Nutzung von öffentlichen Ausgaben erstattet.[49] Bislang wurden von der GAO eine Reihe von Studien veröffentlicht, die beispielsweise das Verhältnis von Technologien und Ausgabensteigerungen im Gesundheitswesen aufzeigen. Auch Impact Assessments wurden von der GAO durchgeführt. Jedoch sind die Studien und Berichte des GAO im Vergleich zu jenen des OTA vom Umfang und der Ausführungsdauer her eher begrenzt.[50]

2.1.2. Staatliche Einrichtungen der Exekutive

Im Bereich der Exekutive findet man diverse staatliche HTA-Einrichtungen. Neben dem Department of Health and Human Services (HHS) mit einer Vielzahl von untergeordneten Organisationen und Behörden haben auch das Department of Veteran Affairs (VA) und das Department of Defense (DoD) eigene HTA-Programme, die nun im folgenden dargestellt werden.

Die dem HHS unterstellten National Institutes of Health (NIH) spielen eine wichtige Rolle im Bereich des *knowledge developement*. Die NIH mit ihren angeschlossenen fachspezifischen Forschungsinstituten und –zentren[51] sind vorwiegend in der biomedizinischen und klinischen Forschung tätig.[52] Die in der NIH integrierte Office of Medical Applications of Research (OMAR) befasst sich schwerpunktmäßig mit HTAs und stellt sie im Rahmen des NIH Consensus Developement Programmes auf Konferenzen der breiten Öffentlichkeit zur Information und Diskussion bereit *(knowledge processing)*.[53] Dabei schließen die Assessments Aspekte wie die Sicherheit und Wirksamkeit ein, während sie Fragen der Kosten bzw. Kosten-Effektivität einer Technologie außer Betracht lassen.[54]

---

[47] Vgl. Eisenberg, J. M. / Zarin, D. (2002): S. 194.
[48] Vgl. Cohen, A. B. / Hanft, R. S. (2004): S. 223.
[49] Vgl. Government Accountability Office (2008).
[50] Vgl. Cohen, S. B. / Hanft, R. S. (2004a): S. 223.
[51] Die National Institutes of Health (NIH) setzen sich aus 27 Forschungsinstituten und -zentren zusammen; darunter das National Institute of Allergy and Infectious Diseases (NIAID),das National Institute of Biomedical Imaging and Bioengineering (NIBIB) oder die National Library of Medicine (NLM) (vgl. http://www.nih.gov). Das Budget der NIH betrug im Jahr 2002 rund 23 Milliarden US-Dollar (vgl. Pan American Health Organization, 2002, S. 14).
[52] Vgl. Cohen, A. B. / Hanft, R. S. (2004): S. 223.
[53] Vgl. Office of Medical Applications of Research (2008).
[54] Vgl. Perry, S. / Thamer, M. (1997): S. 194.

Die U.S. Food and Drug Administration (FDA) ist eine Bundesverwaltung, die dem Department of Health and Human Services (HHS) und somit auch der Exekutive unterstellt ist.[55] Sie wurde in Folge des Inkrafttretens des Food, Drug, and Cosmetic Act (FDCA) im Jahre 1938 gegründet. [56] Ihre Hauptaufgabe seitens des Gesetzgebers besteht neben der Verbesserung der öffentlichen Gesundheit darin, Arzneimittel, biologische Präparate, Medizinprodukte, Lebensmittel und strahlenemittierende medizinische Geräte im Hinblick auf ihre Sicherheit und Wirksamkeit – sowohl vor als auch nach ihrer Markteinführung – zu evaluieren und zuzulassen.[57] Dabei führt die FDA Primärstudien nicht selbst durch, sondern lässt diese durch die Herstellerfirmen (z.B. Pharmahersteller) vornehmen.[58] Die FDA ist die einzige bundesstaatliche Behörde mit direktem regulatorischen Einfluss im Bezug auf die Markteinführung neuer medizinischer Technologien.[59] Die Marktzulassungen der FDA sind rechtlich bindend. Das Hauptaugenmerk der U.S. Food and Drug Administration im Bereich des HTA liegt somit in der Regulierung *(regulation)*. Daneben können die Sammlung und Validierung von Primärstudien als HTA-Aktivitäten des *knowledge processing* gekennzeichnet werden.[60]

Eine weitere wesentliche, staatlich eingerichtete HTA-Organisation – die Agency for Healthcare Research and Quality (AHRQ) – innerhalb des HHS beschäftigt sich mit der Entscheidungsunterstützung im Rahmen von Kostenübernahmeentscheidungen *(knowledge processing)* des größten staatlichen Gesundheitsprogrammes Medicare. Medicare wurde 1965 gesetzlich verankert und ist eine öffentliche Krankenversicherung für über 65-Jährige, Patienten, die an einem Nierenversagen leiden und Menschen mit Behinderung. Das Centers for Medicare and Medicaid[61] Services (CMS) verwaltet das Medicare-Programm und arbeitet darüber hinaus im HTA-Bereich mit den NIH und der FDA zusammen.[62] Die AHRQ, die1999 als Nachfolgeorgan aus der Agency for Healthcare Policy and Research (AHCPR) hervorging, praktiziert ihre HTA-Aktivitäten im Center for Practice and Technology Assessment.[63,64] Technology Assessments werden sowohl intern als auch in Zusammenarbeit mit den fünfzehn sogenannter Evidence-based Practice Centers (EPCs). Darunter befinden

---

[55] Vgl. Pan American Health Organization (2002): S. 10.
[56] Vgl. Eisenberg, J. M. / Zarin, D. (2002): S. 193.
[57] Vgl. Cohen, A. B. / Hanft, R. S. (2004): S.225.
[58] Vgl. Goodman, C. (2004): S. 96.
[59] Vgl. Cohen, A. B. / Hanft, R. S. (2004): S. 225.
[60] Vgl. ebd.: S. 221.
[61] Medicaid ist die Krankenversicherung für Geringverdienende und Bedürftige (vgl. Pan American Health Association, 2002, S. 5).
[62] Vgl. Pan American Health Organization (2002): S. 5 und vgl. Cohen, A. B. / Hanft, R. S. (2004): S. 225.
[63] Vgl. Eisenberg, J. M. / Zarin, D. (2002): S. 195.
[64] Dieser Zweig des staatlichen HTA-Programmes begann ursprünglich im Jahre 1978 mit der Gründung des National Center for Healthcare Technology (NCHCT). Nach nur dreijährigem Bestehen erfolgte allerdings ihre Auflösung aufgrund erfolgreicher Lobbyarbeit der Ärzteschaft und der Industrie (vgl. Perry, S, Thamer, M., 1997, S. 194)

sich vorwiegend akademisch-medizinische Einrichtungen wie das Tufts Medical Center oder die Johns Hopkins University.[65]

Wie bereits eingangs im Abschnitt erwähnt, führen das Department of Defense (DoD) und das Department of Veteran Affairs eigene HTA-Programme durch. Außer dem Gesundheitsministerium (HHS) mit ihren staatlichen Krankenversicherungsprogrammen – Medicare und Medicaid –, treten im amerikanischen Gesundheitswesen auch das DoD und das VA als Gesundheitsversorger auf.

Die HTA-Programme dieser beiden Gesundheitsversorger – VA Technology Assessment Program (VATAP) des Department of Veteran Affairs und Health Program Analysis & Evaluation Division (HPA&E) des Department of Defense – dienen im Wesentlichen der evidenzbasierten Entscheidungsunterstützung für Kostenübernahmeentscheidungen und Leistungsverbesserungen innerhalb der beiden Gesundheitsversorgungssysteme.[66] Die VATAP ist neben der AHRQ eines der bedeutendsten amerikanischen HTA-Institutionen und ist Mitglied der beiden internationalen HTA-Gesellschaften Health Technology Assessment International (HTAi) und International Network for Health Technology Assessment (INAHTA).[67]

Nicht eindeutig zur Exekutive bzw. Legislative zuordenbar ist die Medicare Payment Advisory Commission (MedPAC), die gleichsam als Bindeglied fungiert. Sie wurde durch das Balanced Budget Act (1997) gegründet und besteht aus 17 multidisziplinären Kommissaren.[68] Sie berät sowohl den Kongress als auch die CMS in Fragen bezüglich der Medicare-Finanzierung und des Versicherungsumfangs. Halbjährlich legt sie einen Bericht, der auch Kosten- und Wirksamkeitsbetrachtungen enthält, vor.[69]

2.2. Nicht-staatliche Einrichtungen

Während das Engagement im Bereich des HTA auf staatliche Ebene eher als ungleichmäßig charakterisiert werden kann, gab es im privaten Sektor eine bedeutende und beständige Entwicklung.[70]

2.2.1. Private Versicherer und Managed Care Organisationen (MCOs)

In gleicher Weise wie die staatlich organisierten Einrichtungen benötigen und verwenden private Versicherungsunternehmen Health Technology Assessments auch als Unterstützungsinstrument, um Erkenntnisse für Kostenübernahmeentscheidungen zu

---

[65] Vgl. Agency for Healthcare Research and Quality (2008).
[66] Vgl. VA Technology Assessment Program (2008) und vgl. Health Program Analysis & Evaluation Division (2008).
[67] Vgl. VA Technology Assessment Program (2008).
[68] Vgl. Medicare Payment Advisory Commission (2008).
[69] Vgl. Cohen, A. B. / Hanft, R. S. (2004): S. 225.
[70] Vgl. Perry, S. / Thamer, M. (1997): S. 194.

gewinnen *(knowledge processing* und *regulation).*[71] In einer Studie von Luce und Brown wurden unter anderem auch private Krankenversicherungen zum Zweck ihrer HTAs befragt. Darin gaben alle Versicherer an, dass die primäre Zielsetzung die Sicherstellung qualitativ hochwertiger und klinisch angemessener Versorgung und die Informationsbeschaffung als Basis für Kostenübernahmeentscheidungen *(coverage decisions)* sei. Demnach ginge es den Versicherern bei HTAs weniger um Kostendämpfung als um die Befähigung zwischen *„state-of-the-art"* und experimentellen Technologien zu unterscheiden.[72] Auch Managed Care Organisationen (MCOs)[73] führen Health Technology Assessments durch. MCOs treffen zusätzlich zu Kostenübernahmeentscheidungen auch Beschaffungsentscheidungen, da sie selbst auch als Leistungsersteller auftreten und Technologien nutzen und einsetzen.[74]

Beispielhaft werden nun nachfolgend die HTA-Aktivitäten des größten amerikanischen privaten Krankenversicherers Blue Cross and Blue Shield Association (BCBSA) und der größten Managed Care Organisation (MCO) Kaiser Permanente vorgestellt.

Erwähnenswert unter den zahlreichen privaten Krankenversicherern in den USA mit HTA-Aktivität ist die BCBSA. BCBSA ist ein *non-profit*-Unternehmen, das nicht nur Versicherung, Gesundheitszentren und Krankenhäuser umfasst, sondern auch eigene Apotheken, Reha- und Forschungseinrichtungen besitzt und seinen Versicherten damit eine Rundum-Versorgung bietet.[75] Das Technology Evaluation Center (TEC) von BCBSA wurde 1985 gegründet und führt seitdem umfangreiche und multidisziplinäre HTAs durch. Hinzu zählt sie seit 1997 zu den derzeit fünfzehn Evidence-based Practice Centers (EPCs) der AHRQ (vgl. Abschnitt 2.1.1.).[76] Jährlich werden 20 bis 25 Assessments erstellt und die Berichte werden auf Basis eines Abonnements der Öffentlichkeit verfügbar gemacht.[77] Hauptzielgruppe der HTA-Berichte sind jedoch die Entscheidungsträger der eigenen Einrichtungen oder Managed Care Organisationen wie Kaiser Permanente. Die Letztgenannte arbeitet eng mit der TEC zusammen. Die BCBSA verfügt über einen starken Wissenschaftlerstab; Kaiser Permanente hat landesweit die größte HMO[78]-

---

[71] Vgl. Cohen, A. B. / Hanft, R.S. (2004): 226f.
[72] Vgl. Luce, B. B. / Brown, R. E. (1995): S. 82.
[73] MCOs sind Organisationsformen, die sich im Rahmen des Steuerungsmodells des Managed Care entwickelt und herausgebildet haben. Die Zielsetzung von Managed Care ist die Erhöhung der Versorgungsqualität bei gleichzeitiger Nutzung von Kostensenkungspotentialen. Hierbei kommen Managementprinzipien zur Anwendung, die zumindest partiell Leistungserstellung und –finanzierung integrieren. Zur Erreichung der Zielsetzung und Durchsetzung der Managementprinzipien kommen zahlreiche unterschiedliche Instrumente zur Anwendung (vgl. Lauterbach, K. W., 1996, S. 53.)
[74] Vgl. Luce, B. B. / Brown, R. E. (1995): S. 82.
[75] Vgl. Bundesministerium für Gesundheit (2008): S. 7.
[76] Vgl. BlueCross BlueShield Association (2008).
[77] Vgl. ebd. und vgl. Rettig, R. A. (1997): S. 30.
[78] HMO steht für Health Maintenance Organization. Sie ist die originäre Organisationsform der MCOs. HMOs sind eigenständige Unternehmen mit eigenem Versicherungsangebot, welche zusätzlich auch als Leistungsanbieter auftreten (vgl Amelung, V. E. / Schumacher, H., 2004, S. 45).

Versichertenpopulation mit rund neun Millionen eingeschriebenen Versicherten in zehn Bundesstaaten.[79]

Kaiser Permanente, ebenfalls ein non-profit Unternehmen, wurde 1945 gegründet und hat seinen Sitz in Oakland, Kalifornien. Das Krankenversicherungsunternehmen ist in neun Regionalversicherungen unterteilt, die einen relativ hohen Grad an Autonomie von der Unternehmensspitze besitzen.[80] Die beiden größten Regionalversicherungen – Kaiser Permanente of Northern California und Kaiser Permanente of Southern California – haben seit Beginn der 1960er Jahre eigene Forschungseinrichtungen im Bereich der Technologiebewertung. Diese untersuchen die Kosten, die Effektivität und den organisationalen Impact von innovativen und veralteten Technologien mittels Fallstudien, epidemiologischen Untersuchungen und systematischen Literaturrecherchen *(knowledge processing* bzw. *knowledge developement).*[81] Auch interregional ist Kaiser Permanente im Bereich des HTA tätig und gründete Mitte 1980er das Inter-Regional New Technologies Committee ein; eine HTA-Einrichtungen die den Regionalversicherungen in Fragen der Einführung experimenteller Technologien beratend zur Seite steht.[82]

Insgesamt kann in den USA im privaten Bereich festgestellt werden, dass kaum einen Informationsaustausch oder enge Koordination zwischen den einzelnen HTA-Gruppen gibt.[83] Studien haben ergeben, dass die Mehrzahl aller privaten Einrichtungen mit HTA-Aktivität ihre Ergebnisse nicht der Öffentlichkeit bereitstellen. Vielmehr haben sie ihre eigenen Agenden und keine Organisation beschäftigt sich mit nationalen Implikationen von Technologien. Dieser Tatbestand ist in erster Linie darauf zurückzuführen, dass sie über beschränkte wirtschaftliche Ressourcen verfügen.[84]

2.2.2. Medizinische Fachgesellschaften und krankheitsspezifische Interessensgruppen

Mitunter erwähnenswert bei den medizinischen Fachgesellschaften sind die American College of Radiology, die American College of Cardiology, die American College of Surgeons und die American College of Obstetricians and Gynecologists. Das wohl ausgedehnteste HTA-Programm, welches sinnbildlich für die HTA-Aktivitäten der medizinischen Fachgesellschaften in den USA steht, ist das Diagnostic and Therapeutic Technology Assessment (DATTA) der American Medical Association (AMA); das Programm lief 1982 an.[85] DATTA bewertet die Sicherheit und Wirksamkeit der Technologien, indem zunächst

---

[79] Vgl. Rettig, R. A. (1997): S. 31 und vgl. Cohen, A. B. / Hanft, R. S. (2004): S. 228.
[80] Vgl. Kaiser Permanente (2008) und vgl. Rettig, R. A. (1997): S. 50.
[81] Vgl. Cohen, A. B. / Hanft, R. S. (2004): S. 228.
[82] Vgl. Rettig, R. A. (1997): S. 50ff.
[83] Die Ausnahme bildet die Kooperation zwischen BCBSA und Kaiser Permanente.
[84] Vgl. Perry, S. / Thamer, M (1997): S. 194f.
[85] Vgl. Cohen, A. B. / Hanft, R. S. (2004): S. 230.

eine systematische Literaturrecherche durchgeführt wird und die die Technologien anschließend von einem Expertenstab auf einer Ordinalskala (+2 bis -2: bewährt, aussichtsreich, in Erprobung, zweifelhaft, inakzeptabel) beurteilt. Die etwa zwölf bis fünfzehn Seiten langen Assessments werden in der berühmten Journal of the American Medical Association (JAMA) publiziert. [86] Die Assessments der medizinischen Fachgesellschaften, die in den Bereich des *knowledge developement* und des *knowledge processing* klassifiziert werden können, werden von vielen privaten Versicherungsunternehmen und MCOs (vgl. Abschnitt 2.2.) in Anspruch genommen. [87]

Krankheitsspezifische Interessensgruppen – die American Heart Association, die American Cancer Society, die Arthritis Foundation, die American Diabetes Foundation, die American Liver Foundation, die American Lung Association, die Alzheimer's Foundation of America, um nur einige zu nennen – führen primär keine eigenen Forschungen durch, sondern wirken zumeist im *knowledge processing*, indem sie das Wissen aus klinischen Studien zusammenführen und diese dann den jeweiligen Fachkreisen auch Laien zur Verfügung stellen.[88]

2.2.3. Leistungserbringer und ihre Verbände

Entscheidungsträger in Krankenhäusern nutzen Technology Assessments nahezu ausschließlich um Beschaffungsentscheidungen zu treffen bzw. zusätzlich als Instrument zur Ausgabenkontrolle.[89] Ferner machen Krankenhäuser von Assessments Gebrauch, um innovative Technologien ausfindig zu machen und diese dann eventuell zu Marketing- und Wettbewerbszwecken (Anlocken von Ärzten bzw. Konkurrieren um state-of-the-art-Medizin mit anderen Krankenhäusern) zu beschaffen bzw. einzuführen.[90] So unternimmt auch die American Hospital Association (AHA) ihr HTA-Programm vorwiegend unter Kostengesichtspunkten und beschränkt sich dabei auf neue oder bereits etablierte Technologien wie medizinische Geräte, Instrumente und Versorgungssysteme.[91]

America's Health Insurance Plans (AHIP, ehemals: American Association of Health Plans) die größte Interessensvertretung der Managed-Care-Industrie in den USA oder auch die Alliance of Community Health Plans sind jene Verbände der Managed Care Organisationen, ihren Mitgliedern evidenzbasierte Sekundärevaluationen. Denn im Bereich des *knowledge*

---

[86] Vgl. Rettig, R. A. (1997): S. 29.
[87] Vgl. Cohen, A. B. / Hanft, R. S. (2004): S. 221 und S. 230.
[88] Vgl. ebd.: S. 234.
[89] Vgl. Luce, B. B. / Brown, R. E. (1995): S. 81.
[90] Vgl. ebd.
[91] Vgl. Cohen, A. B. / Hanft, R. S. (2004): S. 231f.

developement arbeiten sie eng mit der AHRQ und der AMA (vgl. Abschnitt 2.1.2. bzw. 2.3.) zusammen.[92]

2.2.4. Herstellerunternehmen und Industrieverbände

Hersteller von Arzneimitteln, medizintechnischen Geräten oder Biotechnologieunternehmen haben großes Interesse sowohl an dem Inhalt als auch an dem Outcome von Technology Assessments; sei es im Sinne von Forschungs- und Entwicklungsaktivitäten, um ein Produkt marktfähig zu machen oder im Sinne von klinischen Studien, um gesetzliche Vorgaben einzuhalten. Primärstudien, insbesondere Arzneimittelstudien, werden zumeist von den Herstellern finanziert, wiederum an Universitätsklinken oder privaten Forschungsorganisationen (siehe Abschnitt 2.6.) durchgeführt.[93]

Auch die Industrieverbände – wie die Advanced Medical Technology Association, die Pharmaceutical Research and Manufacturers Association (PhRMA) oder die Medical Device Manufacturers Association – und viele ihrer Mitglieder haben die Bedeutung des Health Technology Assessments für ihre Produkte erkannt und HTA-Programme aufgebaut, worin nicht nur Sicherheits- und Wirksamkeits-, sondern auch Kosten- und Kosten-Effektivitäts-Analysen durchgeführt werden.[94]

2.2.5. Universitäten und private Forschungsgruppen

Viele andere private Organisationen weisen Tätigkeitsfelder im Bereich des Health Technology Assessment auf. Hiermit sind Universitäten, aber auch Forschungsorganisationen gemeint. Universitäten und weiter akademische Einrichtungen; darunter das University HealthSystem Consortium als Zusammenschluss von 102 *academic medical centers*[95].[96] Das von ihr gegründete Clinical Practice Advancement Center (CPAC) erstellt eigene Technology Assessments und stellt diese ihren Mitgliedereinrichtungen zur Verfügung oder kostenpflichtig auch der interessierten Öffentlichkeit zur Verfügung.[97]

Exemplarisch für private Forschungsorganisationen steht das Medical Technology and Practice Patterns Institute (MTPPI), die 1986 gegründet wurde.[98] Das Institut führt ein umfangreiches HTA-Projekt durch und durchläuft nach eigenen Angaben die kompletten HTA-Prozessphasen (vgl. Abschnitt 1.3.). Es kann somit eindeutig den Bereichen des *knowledge developement und knowledge processing* zugeordnet werden.[99] Vergleichbar

---

[92] Vgl. Cohen, A. B. / Hanft, R. S. (2004): S. 232.
[93] Vgl. ebd.: S. 233.
[94] Vgl. Perry, S. (1988): S. 321.
[95] Academic medical centers sind in etwa vergleichbar mit den deutschen Universitätskliniken.
[96] Vgl. Cohen, A. B. / Hanft, R. S. (2004): S. 234f.
[97] Vgl. Rettig, R. A. (1997): S. 62ff.
[98] Vgl. Cohen, A. B. / Hanft, R. S. (2004): S. 235.
[99] Vgl. Medical Technology and Practice Patterns Institute (2008).

umfangreiche Programme haben auch das ECRI-Institute und die RAND Corporation; beides private Forschungsunternehmen, die auch in anderen Branchen wissenschaftlich tätig sind.[100]

2.3. Dezentralisierte und fragmentierte HTA-Infrastruktur

Insgesamt zeichnet sich die HTA-Infrastruktur in den USA dadurch aus, dass sie dezentralisiert und fragmentiert ist. Denn bis heute existiert in den USA keine HTA-Einrichtung, weder im staatlichen noch im nicht-staatlichen Sektor, der die Technologien aus einer nationalen Perspektive bewertet (Dezentralisierung).[101] Vielmehr sind die HTA-Organisationen auf ihren spezifischen Entscheidungsebenen angesiedelt und beziehen deshalb in ihren Programmen ausschließlich ihre eigenen Entscheidungsinhalte ein (Fragmentierung). Dieser Sachverhalt spiegelt hingegen das ebenfalls dezentralisierte und fragmentierte US-amerikanische Gesundheitssystem wider. Denn aus internationaler Sicht kann festgestellt werden, dass staatliche oder gesetzliche Krankenversicherungssysteme eher zentral institutionalisierte HTA-Einrichtungen vorweisen (bspw. Schweden, Großbritannien oder Deutschland). Diese Dezentralisierung und Fragmentierung und damit einhergehend die Koexistenz verschiedenster HTA-Programme im US-amerikanischen Gesundheitswesen führt auch dazu, dass gleiche Technologien mehrfach von unterschiedlichen Programmen bewertet werden, was im Einzelfall zu konfliktären Ergebnissen führen kann.[102]

3. Zusammenfassung und Fazit

Der Ursprung von Health Technology Asssessment (HTA) liegt in der parlametarischen Technikfolgenabschätzung Anfang der 1970er Jahre in den USA. 1972 wurde das Office of Technology Assessment (OTA) vom US-Kongress eingerichtet, die dem Parlament mit Technology Assessments verschiedener Sachverhalte aus unterschiedlichen Branchen beratend zur Seite stand. Medizinischer Fortschritt, medizintechnische Innovationen und damit einhergehend die immer weiter steigenden Gesundheitsausgaben, brachten die Notwendigkeit mit sich, das Technology Assessment auf den Gesundheitssektor auszuweiten. HTA ist eine systematische Analyse, die die Konsequenzen medizinischer Technologien mit dem Ziel der Entscheidungsunterstützung in Politik und Praxis multidisziplinär und umfassend bewertet.

Heute findet man in den USA ein Konglomerat an HTA-Einrichtungen und –Programmen unterschiedlichster Genese. Es gibt sowohl staatliche als auch nicht-staatliche, private HTA-Organisationen. Die staatlichen HTA-Organisationen lassen sich dahingehend unterscheiden,

---

[100] Vgl. Cohen, A. B. / Hanft, R. S. (2004): S. 235.
[101] Vgl. Perry, S. / Thamer, M. (1997): S. 196.
[102] Vgl. Cohen, A. B. / Hanft, R. S. (2004): S. 245.

ob sie der Exekutive oder der Legislative unterstellt sind. Daneben gibt es nicht-staatliche, private Einrichtungen und –Programme der privaten Krankenversicherer, der Managed Care Organisationen (MCOs), der medizinischen Fachgesellschaften und krankheitsspezifischen Interessensgruppen, der Leistungserbringer und ihrer Verbände, der Herstellerunternehmen und ihrer Industrieverbände und schließlich der Universitäten und der zahlreichen privaten Forschungsgruppen. Sie können nach dem Kriterienmuster von Foote in der Weise klassifiziert werden, ob sie HTA-Aktivitäten vorwiegend im Bereich der *knowledge processing*, des *knowledge developement* oder der *regulation* vollführen.

Die HTA-Infrastruktur in den USA ist weitgehend dezentralisiert und fragmentiert, was jedoch auch das im hohen Maße dezentralisierte und fragmentierte US-amerikanische Gesundheitswesen widerspiegelt. Es gibt in den USA im Vergleich zu anderen Industrieländern nach wie vor keine nationalstaatliche HTA-Politik, welches die HTA-Programme zentral koordiniert.

LITERATURVERZEICHNIS

Agency for Healthcare Research and Quality (2008): Evidence-based Practice Centers; http://www.ahrq.gov./clinic/epc (Zugriff 14.06.2008).

Amelung, Volker Eric / Schumacher, Harald (2004): *Managed Care – Neue Wege im Gesundheitsmanagement*, 3. Auflage, Gabler: Wiesbaden.

Banta, David (2003): The development of health technology assessment; in: *Health Policy*, 63, S. 121-132.

BlueCross BlueShield Association (2008): Technology Evaluation Center Home Page, http://www.bcbs.com/blueresources/tec (Zugriff 29.05.2008).

Bundesministerium für Gesundheit (2007): USA – Land der Gegensätze, Serie: Gesundheitssysteme anderer Länder, Teil 3: USA; in: *Gesundheitspolitische Informationen*, 04/07, S. 6-7.

Cohen, Alan B. / Hanft, Ruth S. (2004): Medical Technology Evaluation in the United States and Selected Other Countries; in Cohen, Alan B. / Hanft, Ruth S. (Hrsg.): *Technology in American Health Care: policy directions for effective evaluation and management*, The University of Michigan Press: Ann Arbor, S. 219-248.

Eisenberg, John M. (2002): Health Technology Assessment in the United States – Past, Present, and Future; in: *International Journal of Technology Assessment in Health Care*, 18:2, S. 192-198.

Gibis, Bernhard (2007): HTA und Entscheidungsfindung – Regulation von Technologien; in: Perleth, Matthias / Busse, Reinhard / Gerhardus, Ansgar / Gibis, Bernhard / Lühmann, Dagmar (Hrsg.): *Health Technology Assessment: Konzepte, Methoden, Praxis für Wissenschaft und Entscheidungsfindung*, Medizinisch Wissenschaftliche Verlagsgesellschaft: Berlin, S. 23-64.

Government Accountability Office (2008): About GAO, http://www.gao.gov/about/index.html (Zugriff 01.06.2008).

Greiner, Wolfgang (2007): Health Technology Assessment (HTA); in: Schöffski, Oliver / Schulenburg, J.-Matthias Graf v.d. (Hrsg.): *Gesundheitsökonomische Evaluationen*, 3. Auflage, Springer: Berlin, S. 447-469.

Goodman, Clifford S. (2004): HTA 101 – Introduction to Health Technology Assessment, The Lewin Group, Falls Church, Virginia, USA, www.nlm.nih.gov/nichsr/hta101/hta101.pdf.

Health Program Analysis & Evaluation Division (2008): Health Program Analysis & Evaluation Division Home Page, Our Mission; http://www.tricare.mil/hpae.

Henshall, C. / Oortwijn, W. J. / Stevens, A.et al. (1997): Priority setting for health technology assessment: Theoretical considerations and practical approaches, a paper produced by the Priority Setting Subgroup of the EUR-ASSESS Project; in: *International Journal of Technology Assessment in Health Care*, 13:2, S. 144-185.

Kaiser Permanente (2008): Kaiser Permanente Home Page, http://www.kaiserpermanente.org (Zugriff 28.05.2008).

Lauterbach, K. W. (1996): Methoden zur Kostenkontrolle und zur Qualitätssicherung bei der integrierten Versorgung in den USA; in: Arnold, M. / Paffrath, D. (Hrsg.): *Krankenhausreport 96*, Stuttgart, S. 52-63.

Lüngen, Markus / Stock, Stephanie (2006): USA; in: Lauterbach, Karl W. / Stock, Stephanie / Brunner, Helmut (Hrsg.) (2006): *Gesundheitsökonomie: Lehrbuch für Mediziner und andere Gesundheitsberufe*, Verlag Hans Huber: Bern, S. 257-266.

Luce, Bryan B. / Brown, Ruth E. (1995): The Use of Technology Assessment by Hospitals, Health Maintenance Organizations and Third-Party Payers in the United States; in: *International Journal of Technology Assessment in Health Care*, 11:1, S. 79-92.

Medical Technology Practice and Patterns Institute (2008): MTPPI Home Page; http://www.mtppi.org (Zugriff 22.06.2008).

Medicare Payment Advisory Commission (2008): Medicare Payment Advisory Commission Home Page, About MedPAC, http://www.medpac.gov/about.cfm (Zugriff 13.06.2008).

Medvedeva, Svetlana (2007): Health-Technology-Assessment – Ein Instrument zur Nivellierung von Informationsasymmetrien im Gesundheitswesen?; in: Friedrich, Meik (Hrsg.): *Das Gesundheitswesen zwischen Wettbewerb und Staatsdirigismus*, 1. Auflage, Cuvillier: Göttingen, S. 49-77.

Office of Medical Applications of Research (2008): http://odp.od.nih.gov/omar/ (Zugriff 02.06.2008).

Office of Technology Assessment (1976): Development of medical technology: opportunities for assessment, U.S. Government Printing Office: Washington D.C.

Pan American Health Organization (2002): Health Systems and Services Profile: United States of America, Organization and Management of Health Systems and Services Program, Division of Health Systems and Services, 1st Edition, February 2002, http://www.lachealthsys.org/index.php?option=com_docman&task=doc_download&gid=1 84.

Perleth, Matthias (2003): Health Technology Assessment (HTA); in: Schwartz, Friedrich Wilhelm / Badura, Bernd / Busse, Reinhard et al. (Hrsg.): *Public Health: Gesundheit und Gesundheitswesen*, 2. Auflage, Urban & Fischer: München, S. 745-754.

Perleth, Matthias (2007): Grundlagen und Prinzipien von Health Technology Assessment (HTA); in: Perleth, Matthias / Busse, Reinhard / Gerhardus, Ansgar / Gibis, Bernhard / Lühmann, Dagmar (Hrsg.): *Health Technology Assessment: Konzepte, Methoden, Praxis für Wissenschaft und Entscheidungsfindung*, Medizinisch Wissenschaftliche Verlagsgesellschaft: Berlin, S. 1-21.

Perleth, Matthias / Gibis, Bernhard (2007): Priorisierung von HTA-Themen; in: Perleth, Matthias / Busse, Reinhard / Gerhardus, Ansgar / Gibis, Bernhard / Lühmann, Dagmar (Hrsg.): *Health Technology Assessment: Konzepte, Methoden, Praxis für Wissenschaft und Entscheidungsfindung*, Medizinisch Wissenschaftliche Verlagsgesellschaft: Berlin, S. 85-98.

Perleth, Matthias / Schwartz, Friedrich Wilhelm (2001): Health Technology Assessment (HTA), evidenzbasierte Medizin (EbM): Alter Wein in neuen Schläuchen?; in: *Bundesgesundheitsblatt, Gesundheitsforschung, Gesundheitsschutz*, Nr. 44, S. 857-864.

Perry, Seymour (1988): Technology assessment in health care: the U.S. perspective; in: *Health Policy*, 9, S. 317-324.

Perry, Seymour / Thamer, Mae (1997): Health technology assessment: Decentralized and fragmented in the US compared to other countries; in: *Health Policy*, 40, S. 177-198.

Rettig, Richard A. (1997): Health Care in Transition: Technology Assessment in the Private Sector, Critical Technologies Institute and Health Sciences Program, RAND, RAND: Santa Monica, CA.

Rüther, Alric (2006): Health Technology Assessment – Was verbirgt sich dahinter? Sechs kurze Statements und ein zusammenfassender Kommentar; in: *Bundesgesundheitsblatt, Gesundheitsforschung, Gesundheitsschutz*, Nr. 49, S. 225-232.

van den Heuvel, Wim J. A. / Wieringh, Roelof / van den Heuvel, Lisette P.M. (1997): Utilisation of medical technology assessment in health care policy; in: *Health Policy*, 42, S. 211-222.

VA Technology Assessment Program (2008): VA Technology Assessment Program Home Page; http://www.va.gov/vatap.